46 Recetas de Jugos Naturales Para Combatir la Fatiga y la Energía Baja:

Dele Un Buen Inicio a su Cuerpo y Cerebro Con Estos Ingredientes Poderosos y de Rápida Acción

Por

Joe Correa CSN

DERECHOS DE AUTOR

Esta publicación está diseñada para proveer información precisa y autoritaria respecto al tema en cuestión. Es vendido con el entendimiento de que ni el autor ni el editor están envueltos en brindar consejo médico. Si éste fuese necesario, consultar con un doctor. Este libro es considerado una guía y no debería ser utilizado en ninguna forma perjudicial para su salud. Consulte con un médico antes de iniciar este plan nutricional para asegurarse que sea correcto para usted.

RECONOCIMIENTOS

Este libro está dedicado a mis amigos y familiares que han tenido una leve o grave enfermedad, para que puedan encontrar una solución y hacer los cambios necesarios en su vida.

46 Recetas de Jugos Naturales Para Combatir la Fatiga y la Energía Baja:

Dele Un Buen Inicio a su Cuerpo y Cerebro Con Estos Ingredientes Poderosos y de Rápida Acción

Por

Joe Correa CSN

CONTENIDOS

ACERCA DEL AUTOR

Luego de años de investigación, honestamente creo en los efectos positivos que una nutrición apropiada puede tener en el cuerpo y la mente. Mi conocimiento y experiencia me han ayudado a vivir más saludablemente a lo largo de los años y los cuales he compartido con familia y amigos. Cuanto más sepa acerca de comer y beber saludable, más pronto querrá cambiar su vida y sus hábitos alimenticios.

La nutrición es una parte clave en el proceso de estar saludable y vivir más, así que empiece ahora. El primer paso es el más importante y el más significativo.

INTRODUCCIÓN

46 Recetas de Jugos Naturales Para Combatir la Fatiga y la Energía Baja: Dele Un Buen Inicio a su Cuerpo y Cerebro Con Estos Ingredientes Poderosos y de Rápida Acción

Por Joe Correa CSN

Todos tenemos esos días en los que necesitamos una dosis extra de cafeína para mantenernos despiertos. La razón es bastante común, no obtener suficientes horas de sueño y descanso completo. Esto causa los sentimientos normales de baja energía y fatiga, que desaparecen con la primera buena noche de sueño.

La mayoría del tiempo, las personas tienden a culpar a su cronograma ocupado o quedarse despiertos hasta tarde, por la falta de energía constante. La mayoría del tiempo, están en lo cierto. Sin embargo, si este sentimiento aparece sin una razón lógica y se vuelve un hábito, debería considerar un cambio en la dieta. Luego de 2-3 semanas, será tiempo de realizar cambios grandes en su estilo de vida para prevenir estos síntomas de energía baja y fatiga.

Si no se relaciona a una enfermedad seria (algo que su médico debería revisar), esta condición puede ser curada fácilmente con alimentos repletos de nutrientes, beber muchos fluidos, obteniendo suficiente sueño y evitando el estrés, alcohol y cafeína. Reducir su cronograma de trabajo semanal puede también resultar en una mejora en su salud general. Evite hacer cosas que no necesite hacer, y reemplácelas con ejercicio y un vaso de jugo de frutas fresco.

Los doctores concuerdan en que las frutas y vegetales frescos son la opción número uno para impulsar su energía y evita ese sentimiento constante de estar cansado. Otros alimentos que deberían estar en su menú diario son los frutos secos, semillas, pan de trigo integral, té herbal, chocolate negro y cardamomo.

La forma más rápida de curar esta condición es a través de los jugos. Esta forma extremadamente popular de obtener grandes cantidades de vitaminas y minerales, puede tener beneficios de salud compuestos. La mayoría de las personas simplemente no tienen tiempo para comer suficientes frutas y verduras a través del día, lo que los deja sin los nutrientes necesarios que el cuerpo necesita, lo que podría causar un sistema inmune debilitado. Además, la mayoría de los vegetales saben mejor cuando se los combina con frutas, hierbas y especias. Pero la mejor parte de los jugos es que puede obtener todo esto sin perder tiempo, y puede depender de los jugos como su única fuente de vitaminas y minerales para el día.

Es por ello que una colección de recetas de jugos para reducir la fatiga y la baja energía, tendrá un cambio significativo en su vida diaria. Estos jugos están basados en ingredientes escogidos cuidadosamente para impulsar su sistema inmune y ayudarlo a deshacerse de la falta de energía constante.

¡Prepárelos cada día y disfrute de su impulso extra de energía!

46 RECETAS DE JUGOS NATURALES PARA COMBATIR LA FATIGA Y LA ENERGÍA BAJA: DELE UN BUEN INICIO A SU CUERPO Y CEREBRO CON ESTOS INGREDIENTES PODEROSOS Y DE RÁPIDA ACCIÓN

1. Jugo de Damasco y Cantalupo

Ingredientes:

1 taza de damascos, sin carozo y por la mitad

1 taza de cantalupo, en trozos

2 duraznos grandes, sin carozo y por la mitad

3 onzas de agua de coco

Preparación:

Lavar los damascos y cortarlos por la mitad. Remover los carozos y rellenar un vaso medidor. Reservar el resto. Dejar a un lado.

Cortar el cantalupo por la mitad. Remover las semillas y cortar dos gajos grandes. Pelarlos y trozarlos. Rellenar un vaso medidor y reservar el resto para otro jugo.

Lavar los duraznos y cortarlos por la mitad. Remover los carozos y trozar. Dejar a un lado.

Procesar los damascos, cantalupo y duraznos en una juguera.

Transferir a vasos y añadir el agua de coco. Agregar hielo y servir inmediatamente.

Información nutricional por porción: Kcal: 239, Proteínas: 6.8g, Carbohidratos: 66.4g, Grasas: 1.8g

2.   Jugo de Zanahoria y Berro

Ingredientes:

2 zanahorias grandes

½ taza de berro

1 taza de ananá, sin piel

1 limón grande, sin piel

¼ cucharadita de raíz de jengibre

Preparación:

Lavar las zanahorias y trozarlas. Dejar a un lado.

Lavar el berro bajo agua fría. Colar y trozar. Dejar a un lado.

Pelar el ananá y trozarlo. Dejar a un lado.

Pelar el limón y cortarlo en cuartos. Dejar a un lado.

Pelar la raíz de jengibre y cortarla por la mitad.

Procesar el ananá, zanahorias, berro, limón y raíz de jengibre. Transferir a un vaso y añadir un poco de agua para ajustar el espesor.

Agregar hielo y servir.

Información nutricional por porción: Kcal: 101, Proteínas: 3.1g, Carbohidratos: 34.2g, Grasas: 1.1g

3.   Jugo de Arándanos y Lima

Ingredientes:

1 taza de arándanos

1 lima entera, sin piel

1 taza de semillas de granada

1 manzana Granny Smith pequeña, sin centro

¼ cucharadita de jengibre, molido

2 onzas de agua

Preparación:

Poner los arándanos en un colador. Lavar bajo agua fría y colar. Dejar a un lado.

Pelar la lima y cortarla por la mitad. Dejar a un lado.

Cortar la parte superior de la granada y deslizar hacia las membranas blancas. Remover las semillas a un vaso medidor y dejar a un lado.

Lavar la manzana y cortarla por la mitad. Remover el centro y trozar. Dejar a un lado.

Combinar las semillas de granada, arándanos, lima y manzana en una juguera, y pulsar. Transferir a un vaso y añadir el jengibre y agua.

Refrigerar por 10 minutos antes de servir.

Información nutricional por porción: Kcal: 206, Proteínas: 3.3g, Carbohidratos: 61.1g, Grasas: 1.8g

4.   Jugo de Apio y Berro

Ingredientes:

1 taza de apio, en trozos

1 taza de berro, en trozos

2 tazas de remolachas, recortadas

1 taza de Lechuga romana, en trozos

1 taza de albahaca, en trozos

Un puñado de espinaca

¼ cucharadita de Sal Himalaya

2 onzas de agua

Preparación:

Combinar la lechuga, apio, berro, albahaca y espinaca en un colador. Lavar bajo agua fría y colar. Trozar y dejar a un lado.

Lavar las remolachas y recortar las partes verdes. Trozar y dejar a un lado.

Procesar el apio, berro, albahaca, remolacha, lechuga y

espinaca en una juguera.

Transferir a un vaso y añadir la sal y agua. Agregar algunos cubos de hielo antes de servir.

Información nutricional por porción: Kcal: 111, Proteínas: 8.1g, Carbohidratos: 32.7g, Grasas: 1.1g

5.   Jugo Cítrico con Calabacín

Ingredientes:

1 limón grande, sin piel

1 lima grande, sin piel

1 calabacín mediano, en trozos

1 alcachofa grande, en trozos

1 taza de albahaca fresca, en trozos

1 taza de repollo verde, en trozos

2 onzas de agua

Preparación:

Pelar el limón y lima. Cortarlos por la mitad y dejar a un lado.

Pelar el calabacín y cortarlo por la mitad. Remover las semillas y pelarlo. Trozar y dejar a un lado.

Recortar las hojas externas de la alcachofa. Lavar y trozar. Dejar a un lado.

Combinar la albahaca y repollo en un colador. Lavar bajo

agua fría y trozarlas. Dejar a un lado.

Combinar el limón, lima, calabacín, alcachofa y repollo en una juguera. Procesar y añadir el agua.

Refrigerar 5 minutos antes de servir.

Información nutricional por porción: Kcal: 104, Proteínas: 10.4g, Carbohidratos: 38.1g, Grasas: 1.3g

6.   Jugo de Remolacha y Damasco

Ingredientes:

1 taza de remolachas, recortadas y en rodajas

1 taza de damascos, en rodajas

1 durazno grande, sin carozo y en trozos

1 limón entero, sin piel y por la mitad

1 rodaja pequeña de jengibre, sin piel

1 onza de agua

Preparación:

Lavar las remolachas y recortar las puntas verdes. Pelar y cortar en rodajas. Rellenar un vaso medidor y reservar el resto.

Lavar los damascos y cortarlos por la mitad. Remover los carozos y cortar en rodajas finas. Rellenar un vaso medidor y reservar el resto en la nevera.

Lavar el durazno y cortarlo por la mitad. Remover el carozo y trozar. Dejar a un lado.

Pelar la rodaja de jengibre y trozarla. Dejar a un lado.

Combinar las remolachas, damascos, durazno, limón y jengibre en una juguera, y pulsar. Transferir a un vaso y añadir el agua.

Refrigerar 10 minutos, o añadir hielo antes de servir.

Información nutricional por porción: Kcal: 180, Proteínas: 6.7g, Carbohidratos: 53.8g, Grasas: 1.5g

7. Jugo de Manzana y Col Rizada

Ingredientes:

1 manzana verde grande, sin centro

1 taza de col rizada, en trozos

3 rábanos medianos, recortados

3 puerros grandes, en trozos

1 pepino grande

Un puñado de espinaca fresca, en trozos

Preparación:

Lavar la manzana y remover el centro. Trozar y dejar a un lado.

Combinar la col rizada y espinaca en un colador. Lavar bajo agua fría y romper con las manos.

Lavar los rábanos y recortar las puntas verdes. Trozar y dejar a un lado.

Lavar los puerros y trozar. Dejar a un lado.

Lavar el pepino y cortar en rodajas gruesas. Dejar a un

lado.

Procesar la manzana, col rizada, rábano, puerros, pepino y espinaca en una juguera. Transferir a un vaso y añadir hielo antes de servir.

Información nutricional por porción: Kcal: 315, Proteínas: 10.4g, Carbohidratos: 85.3g, Grasas: 2.2g

8.   Jugo de Kiwi y Lima

Ingredientes:

1 kiwi grande, sin piel

1 lima grande, sin piel

2 pomelos grandes, sin piel

2 tallos de apio grandes, en trozos

1 taza de lechuga roja, en trozos

2 onzas de agua

Preparación:

Pelar el kiwi y lima. Cortarlos por la mitad y dejar a un lado.

Pelar el pomelo y dividirlo en gajos. Dejar a un lado.

Lavar y trozar los tallos de apio. Dejar a un lado.

Lavar la lechuga bajo agua fría y trozarla. Dejar a un lado.

Combinar el kiwi, lima, pomelo, apio y lechuga en una juguera, y pulsar. Transferir a un vaso y añadir el agua.

Servir inmediatamente.

Información nutricional por porción: Kcal: 233, Proteínas: 6g, Carbohidratos: 70.7g, Grasas: 1.3g

9. Jugo de Naranja y Guayaba

Ingredientes:

2 naranjas grandes, sin piel

1 guayaba grande, sin piel

1 lima grande, sin piel

1 pepino grande, en rodajas

2 onzas de agua

Preparación:

Pelar las naranjas y dividir en gajos. Dejar a un lado.

Pelar y lavar la guayaba. Trozar y dejar a un lado.

Pelar la lima y cortarla por la mitad. Dejar a un lado.

Lavar el pepino y cortarlo en rodajas. Dejar a un lado.

Combinar la naranja, guayaba, lima, naranja y pepino en una juguera, y pulsar.

Transferir a vasos y añadir el agua. Agregar hielo y servir inmediatamente.

Información nutricional por porción: Kcal: 210, Proteínas: 7g, Carbohidratos: 65.7g, Grasas: 1.3g

10.   Jugo de Pimiento y Lechuga

Ingredientes:

1 pimiento amarillo grande, en trozos

1 taza de Lechuga romana, en trozos

1 taza de hinojo, en rodajas

1 taza de pepino, en rodajas

1 calabacín pequeño, en cubos

Preparación:

Lavar el pimiento y cortarlo por la mitad. Remover las semillas y rama. Trozar y dejar a un lado.

Lavar la lechuga romana bajo agua fría. Colar y trozar. Dejar a un lado.

Recortar el bulbo de hinojo y remover las partes verdes. Rellenar un vaso medidor y reservar el resto. Dejar a un lado.

Lavar el pepino y cortarlo en rodajas. Rellenar un vaso medidor y reservar el resto.

Lavar el calabacín y cortarlo en cubos. Dejar a un lado.

Combinar el pimiento, lechuga, hinojo, pepino y calabacín en una juguera, y pulsar. Transferir a un vaso y refrigerar 10 minutos antes de servir.

Información nutricional por porción: Kcal: 85, Proteínas: 5.3g, Carbohidratos: 25.2g, Grasas: 1.1g

11.   Jugo de Arándanos Agrios y Sandía

Ingredientes:

1 taza de arándanos agrios

1 taza de sandía, sin semillas

1 taza de cantalupo, en trozos

1 limón grande, sin piel

1 manzana Rojiza Dorada pequeña, sin centro

1 rodaja pequeña de jengibre

Preparación:

Lavar los arándanos agrios bajo agua fría. Colar y dejar a un lado.

Cortar la sandía por la mitad. Para una taza, necesitará un gajo grande. Pelarlo y trozarlo. Remover las semillas y dejar a un lado.

Cortar el cantalupo por la mitad. Remover las semillas y pulpa. Cortar dos gajos y pelarlos. Trozar y rellenar un vaso medidor. Reservar el resto en la nevera.

Pelar el limón y cortarlo por la mitad. Dejar a un lado.

Lavar la manzana y remover el centro. Trozar y dejar a un lado.

Pelar la raíz de jengibre y dejar a un lado.

Combinar los arándanos agrios, sandía, cantalupo, limón, manzana y jengibre en una juguera, y pulsar.

Transferir a vasos y refrigerar 5 minutos antes de servir.

Información nutricional por porción: Kcal: 194, Proteínas: 3.6g, Carbohidratos: 59.7g, Grasas: 1.1g

12. Jugo de Calabaza y Ciruela

Ingredientes:

1 taza de calabaza naranja, en cubos

2 ciruelas enteras, sin carozo y en trozos

1 taza de frutillas, en trozos

1 manzana mediana, sin centro

¼ cucharadita de jengibre, molido

¼ cucharadita de cúrcuma, molida

Preparación:

Pelar la calabaza y cortarla por la mitad. Remover las semillas y lavar. Cortar en cubos y rellenar un vaso medidor. Reservar el resto en la nevera.

Lavar las ciruelas y cortarlas por la mitad. Remover los carozos y trozar. Dejar a un lado.

Lavar las frutillas y remover las hojas. Trozar y rellenar un vaso medidor. Reservar el resto en la nevera. Dejar a un lado.

Lavar la manzana y cortarla por la mitad. Remover el

centro y trozar. Dejar a un lado.

Combinar la calabaza, ciruela, frutillas y manzana en una juguera, y pulsar. Transferir a un vaso y añadir hielo picado.

Servir inmediatamente.

Información nutricional por porción: Kcal: 214, Proteínas: 4.1g, Carbohidratos: 65.2g, Grasas: 1.2g

13. Jugo de Espinaca y Limón

Ingredientes:

1 taza de espinaca fresca, en trozos

1 limón entero, sin piel

1 tomate mediano, en trozos

1 pimiento rojo grande, en trozos

1 cucharadita de romero, picado

Preparación:

Lavar la espinaca bajo agua fría. Colar y trozar. Dejar a un lado.

Pelar el limón y cortarlo por la mitad. Dejar a un lado.

Lavar el tomate y ponerlo en un tazón pequeño. Trozar y reservar el jugo. Dejar a un lado.

Lavar el pimiento y cortarlo por la mitad. Trozar y dejar a un lado.

Combinar la espinaca, limón, tomate y pimiento en una juguera, y pulsar. Transferir a un vaso y añadir el romero.

Agregar algunos cubos de hielo y servir inmediatamente.

Información nutricional por porción: Kcal: 92, Proteínas: 9.3g, Carbohidratos: 27.7g, Grasas: 1.7g

14.   Jugo de Remolacha y Pimiento

Ingredientes:

2 tazas de verdes de remolacha

1 pimiento rojo grande, sin semillas

1 taza de tomates cherry

1 taza de apio, en trozos

1 rama de romero pequeña

Preparación:

Combinar los verdes de remolacha y apio en un colador, y lavar bajo agua fría. Trozar y dejar a un lado.

Lavar el pimiento y cortarlo por la mitad. Remover las semillas y trozar. Dejar a un lado.

Lavar los tomates cherry y ponerlos en un tazón. Cortarlos por la mitad y rellenar un vaso medidor. Reservar el jugo. Dejar a un lado.

Combinar los verdes de remolacha, pimiento, tomates cherry y apio en una juguera, y pulsar.

Transferir a vasos y añadir el jugo de tomate reservado.

Rociar con romero para más sabor.

Información nutricional por porción: Kcal: 71, Proteínas: 5.5g, Carbohidratos: 22.8g, Grasas: 1.1g

15.   Jugo de Naranja y Durazno

Ingredientes:

1 naranja grande, sin piel

1 durazno grande, sin carozo y por la mitad

1 taza de sandía, en trozos

1 manzana Granny Smith grande, sin centro

3 cucharadas de menta fresca, en trozos

Preparación:

Pelar la naranja y dividirla en gajos. Dejar a un lado.

Lavar el durazno y cortarlo por la mitad. Remover el carozo y trozar. Dejar a un lado.

Cortar la sandía por la mitad. Para una taza, necesitará un gajo grande. Pelarlo y trozarlo. Remover las semillas y dejar a un lado. Reservar el resto en la nevera.

Lavar la manzana y remover el centro. Trozar y dejar a un lado.

Combinar la naranja, durazno, sandía y manzana en una juguera, y pulsar.

Transferir a vasos y decorar con menta fresca. Agregar cubos de hielo antes de servir.

Información nutricional por porción: Kcal: 269, Proteínas: 5.3g, Carbohidratos: 78.5g, Grasas: 1.3g

16. Jugo de Kiwi y Limón

Ingredientes:

1 kiwi grande, sin piel

1 limón entero, sin piel

2 bananas grandes, sin piel y en trozos

1 taza de menta fresca, en trozos

1 manzana Roja Deliciosa grande, sin centro y en trozos

¼ cucharadita de canela, molida

Preparación:

Pelar el kiwi y limón. Cortarlos por la mitad y dejar a un lado.

Pelar las bananas y trozarlas. Dejar a un lado.

Lavar la menta bajo agua fría, colar y trozar. Dejar a un lado.

Lavar la manzana y cortarla por la mitad. Remover el centro y trozar. Dejar a un lado.

Combinar el kiwi, limón, bananas, menta y manzana en

una juguera, y pulsar. Transferir a un vaso y añadir la canela.

Agregar hielo y servir inmediatamente.

Información nutricional por porción: Kcal: 398, Proteínas: 6.1g, Carbohidratos: 117g, Grasas: 2.1g

17.   Jugo de Zanahoria y Repollo

Ingredientes:

1 zanahoria grande

1 taza de repollo morado, en trozos

2 calabacines grandes, en trozos

1 pimiento rojo grande, sin semillas

¼ cucharadita de Sal Himalaya

Preparación:

Lavar la zanahoria y cortar en rodajas gruesas. Dejar a un lado.

Lavar el repollo bajo agua fría y trozarlo. Rellenar un vaso medidor y reservar el resto.

Pelar los calabacines y cortarlos por la mitad. Remover las semillas y trozar. Dejar a un lado.

Lavar el pimiento y cortarlo por la mitad. Remover las semillas y cortar en rodajas finas.

Combinar la zanahoria, repollo, calabacín y pimiento en una juguera, y pulsar.

Agregar cubos de hielo antes de servir.

Información nutricional por porción: Kcal: 163, Proteínas: 11.4g, Carbohidratos: 43.4g, Grasas: 2.8g

18.   Jugo de Puerro y Lima

Ingredientes:

3 puerros grandes, en trozos

1 lima grande, sin piel

1 cabeza de coliflor pequeña, en trozos

1 calabacín grande, en trozos

2 onzas de agua

Preparación:

Lavar los puerros y trozarlos. Dejar a un lado.

Pelar la lima y cortarla por la mitad. Dejar a un lado.

Recortar las hojas externas de la coliflor. Lavar y trozar. Dejar a un lado.

Pelar el calabacín y cortarlo por la mitad. Remover las semillas y trozar. Dejar a un lado.

Combinar los puerros, lima, coliflor y calabacín en una juguera. Pulsar y añadir el agua.

Refrigerar 5 minutos antes de servir.

Información nutricional por porción: Kcal: 241, Proteínas: 13.2g, Carbohidratos: 64.7g, Grasas: 2.6g

19. Jugo de Palta y Durazno

Ingredientes:

1 taza de palta, en cubos

1 durazno grande, en trozos

1 taza de frutillas, en trozos

1 manzana Granny Smith grande, sin centro

¼ cucharadita de canela, molida

¼ cucharadita de jengibre, molido

2 cucharadita de agua de coco

Preparación:

Pelar la palta y cortarla por la mitad. Remover el carozo y cortarla en cubos. Rellenar un vaso medidor y reservar el resto.

Lavar el durazno y cortarlo por la mitad. Remover el carozo y trozar. Dejar a un lado.

Lavar las frutillas y remover las ramas. Trozar y rellenar un vaso medidor. Reservar el resto.

Lavar la manzana y cortarla por la mitad. Remover el centro y trozar. Dejar a un lado.

Combinar la palta, durazno, frutillas y manzana en una juguera, y pulsar. Transferir a un vaso y añadir la canela, jengibre y agua de coco.

Refrigerar por 10 minutos antes de servir.

Información nutricional por porción: Kcal: 386, Proteínas: 6.5g, Carbohidratos: 68.6g, Grasas: 23.2g

20.   Jugo de Manzana y Jengibre

Ingredientes:

1 manzana mediana, sin centro

1 nudo de jengibre pequeño, sin piel

1 zanahoria mediana, en rodajas

1 pepino grande, en rodajas

1 remolacha grande, recortada

Preparación:

Lavar la manzana y remover el centro. Trozar y dejar a un lado.

Pelar el nudo de jengibre y dejar a un lado.

Lavar la zanahoria y pepino, y cortarlas en rodajas gruesas. Dejar a un lado.

Lavar la remolacha y recortar las partes verdes. Trozar y dejar a un lado.

Combinar la zanahoria, manzana, pepino, remolacha y jengibre en una juguera, y pulsar.

Transferir a un vaso y agregar algunos cubos de hielo. Servir inmediatamente.

Información nutricional por porción: Kcal: 166, Proteínas: 4.7g, Carbohidratos: 48.4g, Grasas: 0.9g

21.   Jugo de Uva y Menta

Ingredientes:

1 taza de uvas negras

1 taza de menta fresca, en trozos

2 tazas de arándanos

1 banana grande, sin piel

2 cucharadas de leche

¼ cucharadita de canela, molida

Preparación:

Lavar las uvas y remover las hojas. Rellenar un vaso medidor y reservar el resto en la nevera. Dejar a un lado.

Lavar la menta bajo agua fría, colar y trozar. Dejar a un lado.

Poner los arándanos en un colador. Lavar bajo agua fría y colar. Dejar a un lado.

Combinar las uvas, menta, arándanos y banana en una juguera, y pulsar. Transferir a un vaso y añadir la leche y canela.

Refrigerar 5 minutos antes de servir.

Información nutricional por porción: Kcal: 326, Proteínas: 6.2g, Carbohidratos: 93.4g, Grasas: 2.1g

22. Jugo de Rúcula y Pimiento

Ingredientes:

1 taza de rúcula, en trozos

1 pimiento verde grande, sin semillas

1 puerro grande, en trozos

5 rábanos grandes, recortados

1 pepino grande

¼ cucharadita de Sal Himalaya

Preparación:

Lavar la rúcula bajo agua fría, y romper con las manos. Dejar a un lado.

Lavar el pimiento y cortarlo por la mitad. Remover las semillas y trozar. Dejar a un lado.

Lavar el puerro y trozar. Dejar a un lado.

Lavar los rábanos y recortar las partes verdes. Trozar y dejar a un lado.

Lavar el pepino y trozarlo. Dejar a un lado.

Procesar la rúcula, pimiento, rábanos y pepino en una juguera. Transferir a vasos y añadir la sal.

Refrigerar 5 minutos antes de servir.

Información nutricional por porción: Kcal: 130, Proteínas: 7.9g, Carbohidratos: 37.8g, Grasas: 1.1g

23.   Jugo de Verdes de Ensalada y Menta

Ingredientes:

1 taza de verdes de ensalada, en trozos

1 taza de menta fresca, en trozos

1 taza de palta, en cubos

1 manzana Dorada Deliciosa grande, sin centro

1 onza de jugo de aloe

Preparación:

Pelar la palta y cortarla por la mitad. Remover el carozo y cortar en cubos. Rellenar un vaso medidor y reservar el resto.

Combinar los verdes de ensalada y menta en un colador. Lavar bajo agua fría y colar. Trozar y dejar a un lado.

Lavar la manzana y cortarla por la mitad. Remover el centro y trozar. Dejar a un lado.

Combinar los verdes de ensalada, menta, palta y manzana en una juguera. Pulsar. Transferir a un vaso y añadir el jugo de aloe.

Refrigerar 5 minutos antes de servir.

Información nutricional por porción: Kcal: 318, Proteínas: 5.6g, Carbohidratos: 47.7g, Grasas: 22.7g

24.   Jugo de Manzana y Espárragos

Ingredientes:

1 manzana Roja Deliciosa grande, sin centro

1 taza de espárragos silvestres, recortados

1 taza de espinaca fresca, en trozos

1 taza de verdes de ensalada, en trozos

1 taza de verdes de ensalada, en trozos

2 onzas de agua

Preparación:

Lavar la manzana y cortarla por la mitad. Remover el centro y trozar. Dejar a un lado.

Combinar la espinaca, verdes de ensalada y verdes de mostaza en un colador grande. Lavar bajo agua fría y colar. Romper con las manos y dejar a un lado.

Combinar la manzana, espinaca, verdes de ensalada y verdes de mostaza en una juguera, y pulsar. Transferir a vasos y añadir el agua. Refrigerar 10 minutos antes de servir.

Información nutricional por porción: Kcal: 207, Proteínas: 16.1g, Carbohidratos: 58.6g, Grasas: 2.5g

25. Jugo de Naranja y Manzana

Ingredientes:

1 naranja grande, sin piel

1 manzana verde pequeña, sin centro

1 taza de frutillas, por la mitad

3 onzas de agua de coco

¼ cucharadita de extracto de vainilla

Preparación:

Pelar la naranja y dividirla en gajos. Dejar a un lado.

Lavar la manzana y remover el centro. Trozar y dejar a un lado.

Poner las frutillas en un colador, y lavar bajo agua fría. Colar y cortar por la mitad. Dejar a un lado.

Combinar la naranja, manzana y frutillas en una juguera, y pulsar.

Transferir a un vaso y añadir hielo antes de servir.

Información nutricional por porción: Kcal: 211, Proteínas: 3.5g, Carbohidratos: 58g, Grasas: 0.9g

26.   Jugo de Lima y Col Rizada

Ingredientes:

1 lima grande, sin piel

1 taza de col rizada, en trozos

1 cabeza grande de alcachofa

1 pepino grande

Un puñado de espinaca, en trozos

Preparación:

Pelar la lima y cortarla por la mitad. Dejar a un lado.

Lavar la col rizada y espinaca bajo agua fría. Colar y romper con las manos. Dejar a un lado.

Recortar las hojas externas de la alcachofa. Trozar y dejar a un lado.

Lavar el pepino y cortar en rodajas gruesas. Dejar a un lado.

Combinar la lima, col rizada, alcachofa, pepino y espinaca en una juguera, y pulsar.

Transferir a un vaso y añadir hielo antes de servir.

Información nutricional por porción: Kcal: 117, Proteínas: 11.1g, Carbohidratos: 38.6g, Grasas: 1.3g

27.   Jugo de Cantalupo y Manzana

Ingredientes:

1 taza de cantalupo, sin semillas

1 manzana verde grande, sin centro

1 taza de sandía, sin semillas

1 banana mediana

¼ cucharadita de extracto de vainilla

2 onzas de agua

Preparación:

Cortar el cantalupo por la mitad. Remover las semillas y pulpa. Cortar dos gajos y pelarlos. Trozar y dejar a un lado. Reservar el resto en la nevera.

Lavar la manzana y remover el centro. Trozar y dejar a un lado.

Cortar la sandía por la mitad. Para una taza, necesitará un gajo grande. Pelarlo y trozarlo. Remover las semillas y dejar a un lado. Reservar el resto en la nevera.

Pelar la banana y trozarla. Dejar a un lado.

Combinar el cantalupo, manzana, sandía y banana en una juguera, y pulsar.

Transferir a vasos y añadir el extracto de vainilla y agua. Agregar hielo y servir inmediatamente.

Información nutricional por porción: Kcal: 294, Proteínas: 4.6g, Carbohidratos: 83.3g, Grasas: 1.3g

28.   Jugo de Pepino y Limón

Ingredientes:

1 pepino grande, en rodajas

1 limón grande, sin piel

2 tazas de cerezas frescas, sin carozo

1 manzana Granny Smith mediana, sin centro

2 onzas de agua

Preparación:

Lavar el pepino y cortar en rodajas gruesas. Dejar a un lado.

Pelar el limón y cortarlo por la mitad. Dejar a un lado.

Usando un colador, lavar las cerezas bajo agua fría. Cortarlas por la mitad y remover los carozos. Dejar a un lado.

Lavar la manzana y remover el centro. Trozar y dejar a un lado.

Combinar el pepino, limón, cereza y manzana en una juguera, y pulsar. Transferir a un vaso y añadir el agua.

Agregar algunos cubos de hielo antes de servir.

Información nutricional por porción: Kcal: 296, Proteínas: 6.6g, Carbohidratos: 88.4g, Grasas: 1.4g

29. Jugo de Espárragos y Banana

Ingredientes:

1 taza de espárragos, recortados y en trozos

1 banana grande, sin piel y en trozos

1 taza de apio, en trozos

1 nudo de jengibre pequeño, 1 pulgada de espesor

1 onza de agua

Preparación:

Lavar los espárragos y recortar las puntas. Trozar y dejar a un lado.

Pelar la banana y trozar. Dejar a un lado.

Lavar los tallos de apio y trozar. Rellenar un vaso medidor y reservar el resto.

Pelar el nudo de jengibre y trozarlo.

Combinar los espárragos, banana, apio y jengibre en una juguera, y pulsar. Transferir a un vaso y añadir el agua.

Agregar hielo picado y servir inmediatamente.

Información nutricional por porción: Kcal: 138, Proteínas: 5.3g, Carbohidratos: 40.3g, Grasas: 0.8g

30.   Jugo de Arándanos Agrios y Moras

Ingredientes:

1 taza de arándanos agrios

1 taza de moras

1 taza de cantalupo, en cubos

1 manzana Dorada Deliciosa pequeña, sin centro

¼ cucharadita de canela, molida

¼ cucharadita de jengibre, molido

Preparación:

Combinar los arándanos agrios y moras en un colador grande. Lavar bajo agua fría y colar. Dejar a un lado.

Cortar el cantalupo por la mitad. Remover las semillas y cortar un gajo grande. Pelarlo y cortarlo en cubos. Rellenar un vaso medidor y reservar el resto en la nevera.

Lavar la manzana y cortarla por la mitad. Remover el centro y trozar. Dejar a un lado.

Combinar los arándanos agrios, moras, cantalupo y manzana en una juguera, y pulsar. Transferir a un vaso y añadir la canela y jengibre.

Agregar hielo picado y servir inmediatamente.

Información nutricional por porción: Kcal: 169, Proteínas: 4.1g, Carbohidratos: 56.3g, Grasas: 1.3g

31.   Jugo de Hinojo y Espinaca

Ingredientes:

1 taza de hinojo, recortado y en trozos

1 taza de espinaca, en trozos

2 pimientos rojos grandes, sin semillas

1 taza de pepino, en rodajas

¼ cucharadita de sal

¼ cucharadita de pimienta cayena, molida

Preparación:

Recortar los tallos de hinojo y capas marchitas. Lavar y trozar. Rellenar un vaso medidor y reservar el resto. Dejar a un lado.

Lavar la espinaca bajo agua fría. Colar y trozar. Rellenar un vaso medidor y reservar el resto en la nevera.

Lavar los pimientos y cortarlos por la mitad. Remover las semillas. Trozar y dejar a un lado.

Lavar el pepino y cortarlo en rodajas finas. Rellenar un vaso medidor y reservar el resto.

Combinar el hinojo, espinaca, pimientos y pepino en una juguera, y pulsar. Transferir a un vaso y añadir la sal y pimienta cayena.

Servir frío.

Información nutricional por porción: Kcal: 125, Proteínas: 10.6g, Carbohidratos: 35.65g, Grasas: 2.1g

32. Jugo de Pimiento y Naranja

Ingredientes:

1 taza de calabaza, en cubos

1 pimiento amarillo grande, sin semillas

1 naranja grande, sin piel

1 lima grande, sin piel

1 rama de romero pequeña

Preparación:

Lavar el pimiento y cortarlo por la mitad. Remover las semillas y trozar. Dejar a un lado.

Pelar la naranja y dividirla en gajos. Dejar a un lado.

Pelar la calabaza y cortarla por la mitad. Remover las semillas, cortar un gajo grande y pelarlo. Trozar y rellenar un vaso medidor. Reservar el resto.

Pelar la lima y cortarla por la mitad. Dejar a un lado.

Combinar el pimiento, naranja, calabaza y lima en una juguera, y pulsar. Transferir a un vaso y rociar con romero a gusto.

Refrigerar por 10 minutos antes de servir.

Información nutricional por porción: Kcal: 149, Proteínas: 4.9g, Carbohidratos: 44.6g, Grasas: 0.7g

33.   Jugo de Durazno y Sandía

Ingredientes:

1 taza de sandía, en cubos

2 duraznos grandes, sin carozo

1 manzana verde grande, sin centro

5 cerezas frescas, sin carozo

3 onzas de agua de coco

Preparación:

Lavar los duraznos y cortarlos por la mitad. Remover los carozos y trozar. Dejar a un lado.

Lavar la manzana y cortarla por la mitad. Remover el centro y trozar. Dejar a un lado.

Cortar la sandía por la mitad. Para una taza, necesitará un gajo grande. Pelarlo y trozarlo. Remover las semillas y dejar a un lado. Reservar el resto en la nevera.

Lavar las cerezas y cortarlas por la mitad. Remover los carozos y dejar a un lado.

Procesar los duraznos, manzana, sandía y cerezas en una

juguera. Transferir a un vaso y añadir el agua de coco. Agregar hielo y servir inmediatamente.

Información nutricional por porción: Kcal: 276, Proteínas: 5.4g, Carbohidratos: 47.6g, Grasas: 1.6g

34.   Jugo de Damasco y Acelga

Ingredientes:

3 damascos enteros, sin carozo

1 taza de Acelga, en trozos

1 pomelo entero, sin piel y en gajos

1 manzana mediana, sin centro

1 cucharada de miel líquida

¼ cucharadita de jengibre, molido

Preparación:

Lavar los damascos y cortarlos por la mitad. Trozar y dejar a un lado.

Lavar la acelga bajo agua fría. Colar y trozar. Dejar a un lado.

Pelar el pomelo y dividirlo en gajos. Cortar cada gajo por la mitad y dejar a un lado.

Lavar la manzana y cortarla por la mitad. Remover el centro y trozar. Dejar a un lado.

Combinar los damascos, acelga, pomelo y manzana en una juguera, y pulsar. Transferir a un vaso y añadir la miel y jengibre.

Agregar algunos cubos de hielo y servir inmediatamente.

Información nutricional por porción: Kcal: 212, Proteínas: 4.7g, Carbohidratos: 61.9g, Grasas: 1.1g

35.   Jugo de Brotes de Bruselas y Zanahoria

Ingredientes:

1 taza de Brotes de Bruselas, recortados

1 zanahoria grande, en rodajas

1 alcachofa grande, sin piel y en trozos

1 taza de apio fresco, en trozos

1 taza de verdes de nabo, en trozos

1 manzana verde grande, sin centro

½ cucharadita de cúrcuma, molida

2 onzas de agua

Preparación:

Recortar las hojas externas de los brotes de Bruselas y lavarlos. Cortar por la mitad y dejar a un lado.

Lavar la zanahoria y cortar en rodajas finas. Dejar a un lado.

Recortar las hojas externas de la alcachofa. Trozar y dejar a un lado.

Lavar el apio y trozarlo. Dejar a un lado.

Lavar la manzana y cortarla por la mitad. Remover el centro y trozar. Dejar a un lado.

Lavar los verdes de nabo y romper con las manos. Dejar a un lado.

Combinar los brotes de Bruselas, zanahoria, alcachofa, apio, verdes de nabo y manzana en una juguera. Pulsar y transferir a vasos. Añadir la cúrcuma y agua. Agregar hielo antes de servir.

Información nutricional por porción: Kcal: 205, Proteínas: 11.3g, Carbohidratos: 66.7g, Grasas: 1.4g

36.   Jugo de Calabacín y Apio

Ingredientes:

1 calabacín mediano, en rodajas

1 taza de apio, en trozos

1 taza de repollo morado, en trozos

1 taza de pepino, en rodajas

¼ cucharadita de cúrcuma, molida

¼ cucharadita de sal

Preparación:

Lavar el calabacín y cortarlo en rodajas. Dejar a un lado.

Lavar el apio y trozarlo. Dejar a un lado.

Lavar el repollo morado bajo agua fría. Colar y trozar. Dejar a un lado.

Lavar el pepino y cortarlo en rodajas. Rellenar un vaso medidor y reservar el resto.

Combinar el repollo, calabacín, apio y pepino en una juguera, y pulsar. Transferir a un vaso y añadir la cúrcuma y sal.

Refrigerar 5 minutos antes de servir.

Información nutricional por porción: Kcal: 62, Proteínas: 4.7g, Carbohidratos: 17.5g, Grasas: 1g

37. Jugo de Frambuesa y Limón

Ingredientes:

1 taza de frambuesas

1 limón grande, sin piel

1 taza de damascos, sin carozo y en trozos

1 taza de pepino, en trozos

1 naranja mediana, sin piel

2 onzas de agua

Preparación:

Poner las frambuesas en un colador y lavar bajo agua fría. Colar y dejar a un lado.

Pelar el limón y cortarlo por la mitad. Dejar a un lado.

Lavar los damascos y cortarlos por la mitad. Remover los carozos y trozar. Rellenar un vaso medidor y reservar el resto.

Pelar la naranja y dividirla en gajos. Dejar a un lado.

Combinar las frambuesas, limón, damascos y naranja en

una juguera, y pulsar.

Transferir a vasos y añadir el agua. Agregar hielo y servir inmediatamente.

Información nutricional por porción: Kcal: 166, Proteínas: 6g, Carbohidratos: 55.7g, Grasas: 1.8g

38.   Berro Lemon Juice

Ingredientes:

1 taza de berro

2 puerros grandes

1 limón grande, sin piel

1 taza de sandía, sin semillas

1 taza de verdes de remolacha

2 onzas de agua

Preparación:

Lavar el berro y verdes de remolacha bajo agua fría, y romper con las manos. Dejar a un lado.

Lavar los puerros y cortarlos en trozos de 1 pulgada. Dejar a un lado.

Pelar el limón y cortarlo por la mitad. Dejar a un lado.

Cortar la sandía por la mitad. Para dos tazas, necesitará dos gajos grandes. Pelarlos y trozarlos. Remover las semillas y dejar a un lado. Reservar el resto para otro jugo.

Combinar el berro, puerros, limón, sandía y verdes de remolacha en una juguera, y pulsar.

Transferir a vasos y añadir el agua. Agregar algunos cubos de hielo y servir inmediatamente.

Información nutricional por porción: Kcal: 156, Proteínas: 5.9g, Carbohidratos: 44.2g, Grasas: 1.1g

39. Jugo de Jengibre y Zanahoria

Ingredientes:

1 nudo de jengibre pequeño, sin piel y en trozos

1 zanahoria mediana, en rodajas

1 taza de sandía, en cubos

1 gajo mediano de melón dulce

1 banana pequeña, en trozos

Preparación:

Pelar el jengibre y trozarlo. Dejar a un lado.

Lavar y pelar la zanahoria. Cortar en rodajas finas y dejar a un lado.

Cortar la parte superior de la sandía. Cortarla por la mitad y remover un gajo grande. Pelarlo y cortar en cubos pequeños. Remover las semillas y rellenar un vaso medidor. Reservar el resto en la nevera.

Cortar el melón por la mitad. Cortar un gajo grande y pelarlo. Trozar y dejar a un lado. Reservar el resto para otro jugo.

Pelar y trozar la banana. Dejar a un lado.

Combinar el jengibre, zanahoria, sandía, melón dulce y banana en una juguera. Pulsar.

Transferir a un vaso y añadir hielo picado antes de servir.

Información nutricional por porción: Kcal: 188, Proteínas: 3.4g, Carbohidratos: 52.8g, Grasas: 0.9g

40.   Jugo de Manzana y Banana

Ingredientes:

1 manzana Granny Smith grande, sin centro y en trozos

1 banana grande, sin piel

1 taza de frutillas, en trozos

1 taza de menta fresca, en trozos

2 onzas de agua

Preparación:

Lavar la manzana y cortarla por la mitad. Remover el centro y trozar. Dejar a un lado.

Pelar la banana y trozar. Dejar a un lado.

Lavar las frutillas y remover las hojas. Trozar y rellenar un vaso medidor. Reservar el resto en la nevera. Dejar a un lado.

Lavar la menta bajo agua fría, colar y trozar. Dejar a un lado.

Combinar la manzana, banana, frutillas y menta en una juguera. Pulsar, transferir a un vaso y añadir el agua.

Agregar hielo y servir inmediatamente.

Información nutricional por porción: Kcal: 245, Proteínas: 4.3g, Carbohidratos: 73.8g, Grasas: 1.5g

41.   Jugo de Brotes de Bruselas y Brócoli

Ingredientes:

1 taza de Brotes de Bruselas, recortados

1 taza de brócoli fresco

1 gajo grande de melón dulce

1 taza de chirivías, recortadas

1 manzana mediana, sin centro

2 onzas de agua

Preparación:

Lavar los brotes de Bruselas y recortar las hojas externas. Cortar por la mitad y dejar a un lado.

Lavar el brócoli y trozarlo. Dejar a un lado.

Cortar el melón dulce por la mitad. Remover las semillas, cortar un gajo grande y pelarlo. Trozar y poner en un tazón. Reservar el resto en la nevera.

Lavar las chirivías y cortar en rodajas gruesas. Rellenar un vaso medidor y reservar el resto. Dejar a un lado.

Lavar la manzana y remover el centro. Trozar y dejar a un lado.

Procesar los brotes de Bruselas, brócoli, melón dulce, chirivías y manzana en una juguera.

Transferir a vasos y añadir el agua. Agregar hielo y servir.

Información nutricional por porción: Kcal: 251, Proteínas: 8.7g, Carbohidratos: 75.1g, Grasas: 1.5g

42.   Jugo de Calabaza y Manzana

Ingredientes:

1 taza de calabaza

1 manzana amarilla mediana, sin centro

1 calabacín grande en trozos

1 limón grande, sin piel

1 banana mediana

2 onzas de agua

Preparación:

Pelar la calabaza y cortarla por la mitad. Remover las semillas, cortar un gajo grande y pelarlo. Trozar y dejar a un lado. Reservar el resto.

Lavar la manzana y remover el centro. Trozar y dejar a un lado.

Pelar el calabacín y cortarlo por la mitad. Remover las semillas con una cuchara. Trozar y dejar a un lado.

Pelar el limón y cortarlo por la mitad. Dejar a un lado.

Pelar la banana y trozar. Dejar a un lado.

Procesar la calabaza, manzana, calabacín, limón y banana en una juguera. Transferir a un vaso y añadir el agua.

Agregar hielo y servir inmediatamente.

Información nutricional por porción: Kcal: 254, Proteínas: 7.5g, Carbohidratos: 72.9g, Grasas: 1.9g

43.   Jugo de Perejil y Alcachofa

Ingredientes:

1 taza de perejil fresco, en trozos

1 alcachofa mediana, en trozos

2 tomates Roma medianos, en trozos

1 taza de Lechuga romana, en trozos

¼ cucharadita de sal

¼ cucharadita de orégano seco, molido

Preparación:

Combinar el perejil y lechuga en un colador grande. Lavar bajo agua fría y colar. Trozar y dejar a un lado.

Lavar la alcachofa y recortar las hojas externas. Trozar y rellenar un vaso medidor. Reservar el resto en la nevera. Dejar a un lado.

Lavar los tomates y ponerlos en un tazón. Trozar y reservar el jugo. Dejar a un lado.

Combinar el perejil, alcachofa, tomates y lechuga en una juguera, y pulsar. Transferir a un vaso y añadir la sal y orégano.

Refrigerar 5 minutos antes de servir.

Información nutricional por porción: Kcal: 82, Proteínas: 8.7g, Carbohidratos: 28.3g, Grasas: 1.3g

44.   Jugo de Espinaca y Lima

Ingredientes:

1 taza de espinaca fresca, en trozos

1 lima grande, sin piel

1 taza de palta, sin carozo y en trozos

1 pepino grande, en rodajas

1 limón grande, sin piel

1 nudo de jengibre pequeño, sin piel

3 onzas de agua

Preparación:

Lavar la espinaca y romper con las manos. Dejar a un lado.

Pelar el limón y lima. Cortarlos por la mitad y dejar a un lado.

Pelar la palta y cortarla por la mitad. Remover el carozo y trozar. Dejar a un lado.

Lavar el pepino y cortarlo en rodajas gruesas. Dejar a un lado.

Pelar el nudo de jengibre y dejar a un lado.

Combinar la lima, espinaca, palta, pepino, limón y jengibre en una juguera. Pulsar y transferir a vasos. Añadir el agua y refrigerar 5 minutos antes de servir.

Información nutricional por porción: Kcal: 269, Proteínas: 6.7g, Carbohidratos: 35g, Grasas: 22.6g

45.   Jugo de Granada y Col Rizada

Ingredientes:

1 taza de semillas de granada

1 taza de col rizada fresca

1 puñado de espinaca fresca

1 limón grande, sin piel

1 taza de berro

1 taza de Acelga

Preparación:

Cortar la parte superior de la granada y deslizar hacia las membranas blancas. Remover las semillas a un tazón y dejar a un lado.

Combinar la col rizada, espinaca, berro y acelga en un colador. Lavar bajo agua fría, colar y romper con las manos. Dejar a un lado.

Pelar el limón y cortarlo por la mitad. Dejar a un lado.

Procesar la espinaca, col rizada, berro, acelga, semillas de granada y limón en una juguera.

Transferir a vasos y agregar algunos cubos de hielo antes de servir.

Información nutricional por porción: Kcal: 357, Proteínas: 12.1g, Carbohidratos: 63.6g, Grasas: 22.8g

46.   Jugo de Pepino y Rábano

Ingredientes:

1 pepino grande, en rodajas

3 rábanos grandes, recortados

2 tazas de remolachas, recortadas

1 tomate Roma grande, en trozos

½ cucharadita de romero fresco, en trozos

¼ cucharadita de sal marina

1 onza de agua

Preparación:

Lavar el pepino y cortarlo en rodajas. Dejar a un lado.

Lavar los rábanos y recortar las puntas. Cortar por la mitad y dejar a un lado.

Lavar las remolachas y recortar las partes verdes. Trozar y dejar a un lado.

Lavar el tomate y ponerlo en un tazón. Trozar y reservar el jugo. Dejar a un lado.

Combinar el pepino, rábanos, remolacha, tomate y romero en una juguera. Pulsar y transferir a vasos. Añadir la sal y agua. Refrigerar 5 minutos antes de servir.

Información nutricional por porción: Kcal: 152, Proteínas: 8.2g, Carbohidratos: 44.9g, Grasas: 1.2g

OTROS TITULOS DE ESTE AUTOR

70 Recetas De Comidas Efectivas Para Prevenir Y Resolver Sus Problemas De Sobrepeso: Queme Calorías Rápido Usando Dietas Apropiadas y Nutrición Inteligente

Por

Joe Correa CSN

48 Recetas De Comidas Para Eliminar El Acné: ¡El Camino Rápido y Natural Para Reparar Sus Problemas de Acné En 10 Días O Menos!

Por

Joe Correa CSN

41 Recetas De Comidas Para Prevenir el Alzheimer: ¡Reduzca El Riesgo de Contraer La Enfermedad de Alzheimer De Forma Natural!

Por

Joe Correa CSN

70 Recetas De Comidas Efectivas Para El Cáncer De Mama: Prevenga Y Combata El Cáncer De Mama Con una Nutrición Inteligente y Alimentos Poderosos

Por

Joe Correa CSN

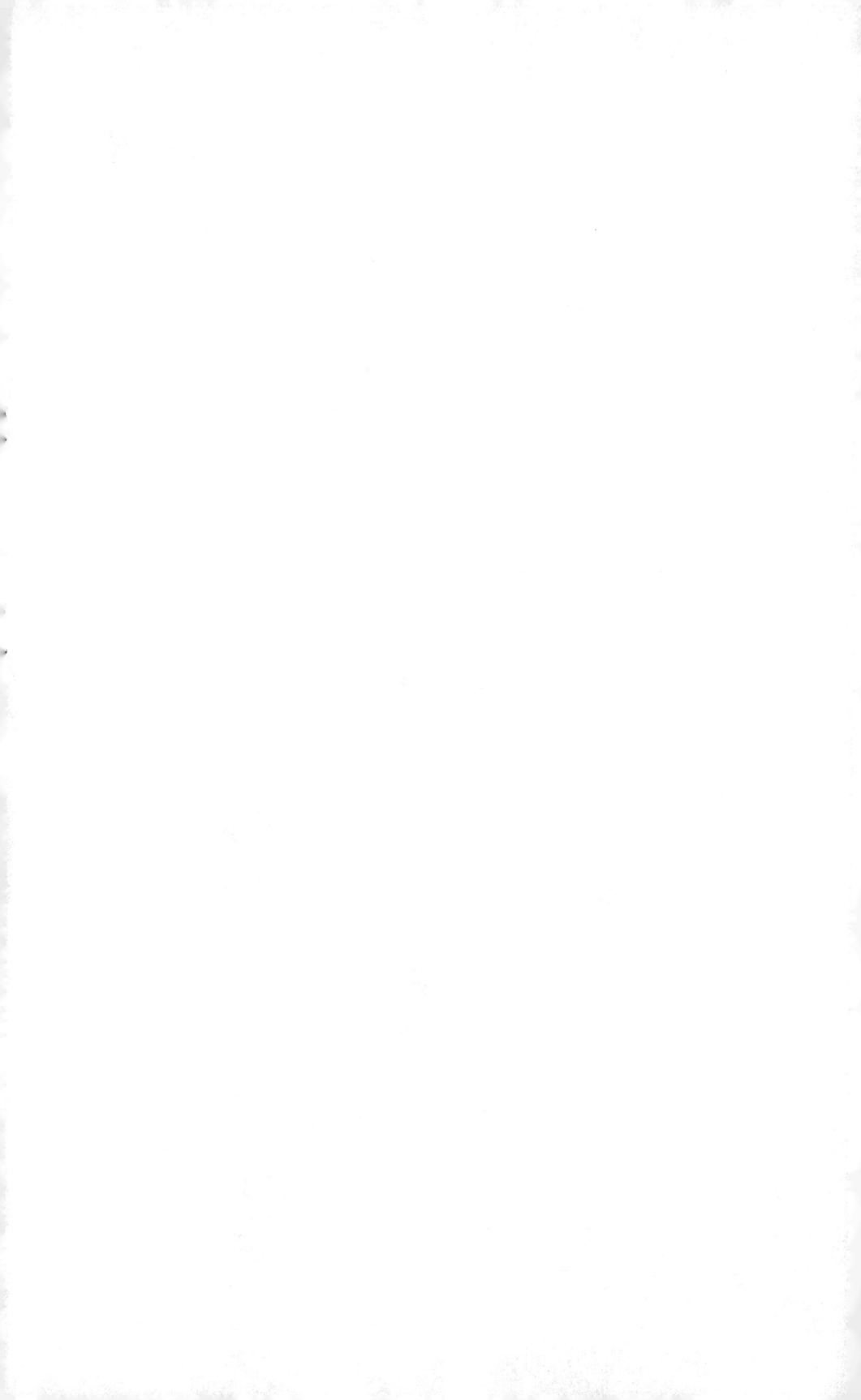